OPÉRATION DE L'EMPYÈME

CHEZ LES ENFANTS

Historique, comparaison, et application à l'enfance

DES DIVERS MOYENS D'ÉVACUATION DE LA PLÈVRE

PAR

Le Dʳ de SAINT-GERMAIN

Chirurgien de l'hôpital des Enfants-Malades,

ET

Le Dʳ Pierre-J. MERCIER

Deux fois lauréat de la Faculté de médecine,
Médecin-consultant aux eaux de Bourbonne-les-Bains (Haute-Marne).

PARIS

H. LAUWEREYNS, LIBRAIRE-EDITEUR

2, rue Casimir-Delavigne, 2.

1884

OPÉRATION DE L'EMPYÈME

CHEZ LES ENFANTS

HISTORIQUE, COMPARAISON ET APPLICATION A L'ENFANCE

DES DIVERS MOYENS D'ÉVACUATION DE LA PLÈVRE

OPÉRATION DE L'EMPYÈME

CHEZ LES ENFANTS

Historique, comparaison, et application à l'enfance

DES DIVERS MOYENS D'ÉVACUATION DE LA PLÈVRE

PAR

Le Dr de SAINT-GERMAIN

Chirurgien de l'hôpital des Enfants-Malades,

ET

Le Dr Pierre-J. MERCIER

Deux fois lauréat de la Faculté de médecine,
Médecin-consultant aux eaux de Bourbonne-les-Bains (Haute-Marne).

PARIS

H. LAUWEREYNS, LIBRAIRE-EDITEUR

2, rue Casimir-Delavigne, 2.

1884

OPÉRATION DE L'EMPYÈME CHEZ LES ENFANTS.

HISTORIQUE, COMPARAISON ET APPLICATION A L'ENFANCE DES DIVERS MOYENS D'ÉVACUATION DE LA PLÈVRE (1).

Messieurs,

La plèvre qui tapisse la face intérieure des côtes et se réfléchit sur les poumons forme, pour chacun de ces organes, une sorte de sac sans ouverture, qui évolue avec le poumon dans la cage thoracique, le suit dans son extension comme dans sa retraite, et a reçu le nom de *cavité pleurale*.

Cette cavité qui, à l'état normal, n'est qu'une cavité virtuelle, puisqu'elle est constamment remplie par le poumon, soit dilaté, soit revenu sur lui-même, peut, sous l'influence de traumatismes ou par des causes internes, se laisser distendre par des gaz, de l'air, du sang, des liquides d'épanchement (*séreux, séro-fibrineux, purulent*) qui, en dehors des autres troubles nombreux qu'ils apportent avec eux à l'organisme, ont tout d'abord l'inconvénient de faire concurrence au poumon pour l'occupation de la loge pleurale ; de comprimer, de refouler cet organe, au détriment de l'acte respiratoire.

Aussi la conception et la pratique d'une opération destinée à évacuer la plèvre de son contenu morbide sont-elles aussi anciennes que la médecine elle-même.

---

(1) Cette exposition fait partie des *Leçons cliniques de chirurgie des enfants*, par le Dr Louis-A. de Saint-Germain, recueillies et publiées par le Dr Pierre-J. Mercier (*pour paraître en avril*, chez H. Lauwereyns). Les épreuves de la présente leçon professée par M. de Saint-Germain, ayant reçu du Dr Mercier quelques additions relatives à l'historique et la physiologie pathologique, M. de Saint-Germain a exigé qu'elle fût signée, ici, de leurs deux noms.

Je n'ai pas l'habitude de donner dans mes leçons une grande place à l'historique, mais l'histoire des opérations pratiquées sur la plèvre porte un tel enseignement, par rapport à leur valeur réciproque, que je ne puis m'empêcher de la rapporter ici. Je dois d'abord rappeler que l'opération de l'empyème, la pleurotomie, a été magistralement décrite par Hippocrate, et que, chose curieuse, cette description embrasse toutes les indications qui ont été réparties, dans la suite, au profit d'autres moyens qu'on a considérés, à tort ou à raison, comme des découvertes.

Il est à noter que la description de l'opération se trouve jointe dans les œuvres hippocratiques à celle de la fameuse *succussion*, qui sert à reconnaître l'hydropneumothorax ou plutôt le pyopneumothorax, qui est encore aujourd'hui l'une des affections pour lesquelles on pratique le plus souvent l'opération de l'empyème.

Je lis la description de l'opération (1).

« Si l'épaisseur ou la quantité du pus empêchait d'entendre aucun son, il ouvrait du côté où la douleur et la tuméfaction étaient le plus sensibles, mais plutôt par derrière que par devant, et à la partie la plus déclive, pour donner au pus une issue plus facile. Il commençait par une incision à la peau avec la *machaire* de la poitrine (lame en forme d'épée). (*Voir* note 13 du *Médecin*.) Puis avec une autre *machaire*, plus aiguë et plus étroite, entourée d'un linge jusqu'à un demi-pouce de sa pointe, il pénétrait dans la poitrine. Quand il avait évacué autant de pus qu'il le jugeait à propos, il fermait l'ouverture avec une bande de linge attachée à un fil. Tous les jours il évacuait la même quantité de pus. Le dixième jour où tout le pus était sorti, il injectait par l'ouverture du vin et de l'huile tièdes pour nettoyer le poumon. Le

---

(1) V. Daremberg, *Hippocrate*, p. 460-61. (Notes des *Coaques*.)

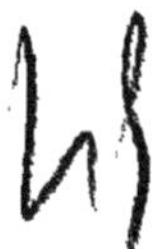

matin, il donnait issue à l'injection du soir et le soir à celle du matin. Dès que le pus devenait clair et un peu gênant, il introduisait dans l'ouverture une canule d'étain. A mesure que la poitrine se desséchait, il diminuait la canule et laissait ainsi peu à peu consolider la plaie. Si le pus était blanc et parsemé de filets sanguinolents, c'était un signe presque certain que le malade en réchapperait ; mais si, le premier jour, il ressemblait à du jaune d'œuf et si, le lendemain, il était épais, d'un vert pâle et d'une odeur fétide, il jugeait que le malade en mourrait (*de Morbis*, II, p. 476, col. de Foës, et *ibid.*, p. 483). Quelquefois il faisait cette opération avec le cautère actuel. Les cautères dont se servaient les auteurs hippocratiques étaient ou épais, ou allongés, ou cunéiformes, ou recourbés à une extrémité, et à l'autre, larges comme une obole. »

Voilà l'opération d'Hippocrate, à laquelle, comme l'a très bien fait remarquer Trousseau, la chirurgie moderne a très peu ajouté. L'opération même d'Estlander, qui ne semble pas comprise dans cette description, n'est pas étrangère à la tradition hippocratique ; elle a, en effet, été préparée par la perforation de la côte, pratiquée aussi par l'école d'Hippocrate et reprise au xvi⁰ siècle en même temps que les injections détersives prescrites par Hippocrate, Galien, Rhazès ; mais Fabrice d'Acquapendente se plaint de ce que, de son temps, l'opération était tombée en désuétude.

Le moyen âge, tout en maintenant l'empyème hippocratique, avait discuté seulement sur la question de savoir s'il valait mieux intervenir par le fer ou par le feu ; la seule préoccupation qui avait prévalu avait été celle des moyens d'entretenir la plaie béante. Il faut venir jusqu'au xvii⁰ siècle pour trouver la première manifestation de la crainte de l'entrée de l'air qui devait dominer pendant longtemps toutes les conceptions des modernes à ce sujet.

Bontius pose le premier la question de savoir si ce danger est à craindre, en 1658, mais c'est pour en écarter la suspicion. Bartholin soutint la doctrine contraire, et l'emploi qu'il fit des moyens d'aspiration et de succion déjà mis en œuvre par Scultet, dans le but évident d'éviter l'entrée de l'air, en évacuant la plèvre au moyen d'une plaie très étroite, semble révéler chez lui l'existence de la même crainte.

Dès ce moment, en même temps que les précautions de ce genre se multiplient dans l'opération de l'empyème, le champ des indications de cette opération s'élargit. Ce n'est pas qu'il puisse jamais être plus large qu'à l'origine, car l'empyème hippocratique embrassait dès le début, dans sa complexité, toutes les indications chirurgicales et médicales qui pouvaient plus tard se faire jour ; mais cette complexité n'avait pas produit tous ses fruits, car, dans la pratique, pendant l'époque latine et le moyen âge, l'empyème avait presque exclusivement été appliqué aux conséquences des plaies de poitrine.

Jérôme Goulu, en 1624, commence à employer l'empyème dans l'hydrothorax.

Zacutus Lusitanus, vingt ans après, le déclarait aussi bien indiqué dans les épanchements de sérosité que dans les épanchements purulents. Willis et Lower suivent cette voie. Dans la seconde moitié du xviiiᵉ siècle on commence même à employer le trocart, qui servait dès longtemps aux ponctions abdominales. Lurde se prononce pour l'opération ; Chopart et Desault se prononcent contre.

On s'enhardit peu à peu et même, à mon sens, Audouard va trop loin, en 1808, en s'efforçant de prouver (ce sur quoi on devait revenir plus tard), comme nous l'expliquerons, qu'il n'y a aucun avantage à évacuer le liquide peu à peu ET

QU'ON N'A PAS A CRAINDRE UN VIDE MORTEL EN RETIRANT D'UN COUP
TOUT LE LIQUIDE DE L'ÉPANCHEMENT.

La distinction définitive de la pleurésie avec la pneumonie, devait en attirant l'attention des médecins sur tous les symptômes pleurétiques, leur donner l'occasion de constater l'existence d'épanchements souvent méconnus auparavant. Or, il est étonnant de le dire : l'hydrothorax, appelé hydropisie de poitrine, et le pyothorax, appelé aussi empyème, tout comme l'opération destinée à le guérir, avaient été connus de tout temps, tandis que le rôle de la phlegmasie pleurale dans la production de ces épanchements avait été longtemps méconnu. Décrite, une première fois, comme affection distincte par Boerhaave et de Haen, la pleurésie devait encore une fois se confondre dans les classifications nosologiques avec la pneumonie, confusion que Pinel a définitivement dissipée ; mais Laënnec rendit cette distinction impérissable en mettant à la portée de tout praticien instruit la séméiologie différentielle des deux affections. En permettant qu'un plus grand nombre de pleurésies fussent diagnostiquées, Laënnec fut aussi cause qu'un plus grand nombre de ponctions de la poitrine furent effectuées et, en ce sens, on peut dire qu'il contribua indirectement au développement de ces opérations, car, pour lui-même, il les tint toujours dans un certain discrédit.

La discussion de l'Académie de médecine, en 1835, réfléta ces dispositions de Laënnec et se montra peu favorable à la paracentèse de la poitrine, appelée aussi *thoracocentèse*, ou d'un nom beaucoup moins correctement composé, mais qui a pourtant prévalu, *thoracentèse*.

A cette époque la préoccupation dominante est celle d'éviter l'entrée de l'air. La paracentèse seule, comme son nom l'indique (κέντησις, action de piquer ; παρά, à côté, indirectement), est déjà un procédé préventif contre l'entrée de

l'air, puisque, en se servant du trocart de l'ascite, on a soin
de détruire le parallélisme entre la piqûre de la peau et la
piqûre de la séreuse ; aussi les perfectionnements succes-
sifs du trocart se produisirent-ils dans le même sens et
coïncidèrent avec un emploi de plus en plus large de la thoracentèse. L'appareil de Schuh, un peu compliqué, et surtout le trocart de Reybard, avec canule garnie de baudruche,
représentent, pour l'époque de 1830 à 1848, l'apogée de
ces perfectionnements.

Vous connaissez tous le trocart, ou plutôt la canule de
Reybard, qui ne doit elle-même sa célébrité qu'à l'adjonction
d'une baudruche ou d'un vulgaire *condom* mouillé, lequel,
par l'application de ses parois, empêche l'entrée de l'air pendant l'écoulement du liquide de l'épanchement. Ce procédé
ne fut décrit qu'en 1841 ; puis Trousseau lut à l'Académie,
en 1844, un mémoire en faveur de la thoracentèse, parfaitement réglée par lui, au moyen du trocart de Reybard. On peut
dire que cette époque, grâce à la grande autorité que Trousseau savait donner à tout ce qu'il prenait sous son patro-
nage, vit le point culminant de la thoracentèse, d'autant
plus que le mouvement avait suivi la même marche ascen-
dante à l'étranger. En effet, dès environ 1835, la thoracentèse avait été pratiquée, assez largement, par Becker (de
Berlin), par Thomas Davies. Il est vrai qu'au même moment
Stokes et Watson commencèrent à jeter sur la méthode la
suspicion dont toutes les méthodes de thoracentèse par
ponctions réitérées ont encore du mal à se laver : celle de
changer un épanchement pleurétique simple en épanchement purulent. Schuh et Skoda, en Autriche, s'étaient au
contraire, en 1839 et en 1841, prononcés pour la paracentèse
de la poitrine. Hamilton Röe et Hughes, en Angleterre, s'é-
taient aussi prononcés en sa faveur ; mais Hope avait été
contre.

L'invention de la *méthode de ponction capillaire avec aspiration*, ou plus brièvement la *méthode aspiratrice* qui survint, il y a peu d'années, parut être un grand progrès sur la méthode de Reybard. Elle procède, comme cette dernière, de la crainte de l'entrée de l'air, contre laquelle elle est certainement plus efficace, et s'efforce en même temps de résoudre certaines difficultés opératoires attachées à l'emploi du trocart de Reybard.

Une des critiques qui avaient été faites à ce dernier était l'importance de son traumatisme en lui-même et le danger de piquer le poumon. De là suivait tout naturellement l'idée de diminuer le trocart. Ainsi Blachez, en 1868, préconisa l'emploi de trocarts capillaires, dont les piqûres sont d'une innocuité reconnue ; mais une difficulté non constatée d'abord, celle de donner issue aux liquides par des orifices aussi petits que ceux produits par les trocarts capillaires, devait suggérer à la méthode l'idée d'un nouvel élément. Il lui fallait le secours d'une aspiration, d'une succion.

Ce n'était pas à dire qu'on manquât d'un instrument pour pratiquer cette succion. Jules Guérin avait inventé une seringue qu'on aurait tort d'oublier parce qu'il faudrait la réinventer, pour aspirer les liquides utérins, usage pour lequel elle est incomparable ; cet instrument permettait aussi de faire, sans désemparer, des injections dans les cavités naturelles. Aussi Maisonneuve, dont l'esprit ingénieux cherchait tous les jours de nouveaux perfectionnements, avait-il fait usage de la seringue de Jules Guérin, en l'adaptant à des manchons de caoutchouc, pour aspirer les liquides à la face des plaies. Rien n'eût été plus naturel que d'aspirer avec le même instrument les épanchements pleuraux et d'utiliser en même temps, pour des lavages de la plèvre, le double courant de cette seringue. Ce ne fut pas, toutefois, l'appareil de Jules Guérin qui eut l'honneur d'être le premier instrument d'aspiration appliqué à la thoracentèse. Vous connaissez, tous, les appareils ingénieux inventés à cet effet et dont on a fait si largement usage sous vos yeux : l'appareil de Dieulafoy, les appareils de Castiaux, de Potain. Je ne vous ferai donc pas la théorie ni la description complète de ces instruments. La théorie en est d'ailleurs fort simple : une aiguille creuse, capillaire, est mise en communication, interrompue par un robinet, avec un récipient dans lequel on a fait le vide ; l'aiguille est introduite dans les tissus ; on ouvre le robinet et le liquide monte dans le récipient.

On ne saurait croire à quel point de vulgarisation ces instruments si faciles à manier, si inoffensifs en apparence, même entre les mains les moins chirurgicales, portèrent la pratique de la thoracentèse. Notre regretté maître Béhier, si prompt aux tendances vers le progrès, tout autant, du reste, qu'aux retours en arrière, quand ils lui étaient suggérés par les leçons de l'expérience, donna la note dominante de ce concert le jour où il enseigna que la thoracentèse était applicable aux épanchements, même modérés (1).

Ce fut lui aussi, après avoir été le chef d'un mouvement qu'on ne peut s'empêcher maintenant de considérer comme exagéré, qui eut l'honneur d'attirer, l'un des premiers, l'attention sur des accidents imprévus, inouïs, consécutifs à la thoracentèse, qu'on a longtemps hésité pourtant à imputer à cette opération, tant l'opinion a de peine à remonter le courant de la mode, et qui influent actuellement beaucoup, avec la lassitude naturelle qui suit les grands engouements, sur la tiédeur générale à l'égard d'un moyen de traitement trop prodigué pendant longtemps.

Le premier de ces accidents qui appela l'attention fut

---

(1) Leçon faite à la clinique de l'Hôtel-Dieu, le 15 avril 1872 ; recueillie par H. Liouville et Landrieux. (V. *Union médicale*.)

l'*expectoration albumineuse*, phénomène souvent très simple, mais pouvant prendre les proportions d'un désastre et que je vais essayer de vous décrire. A la suite d'une thoracentèse, à marche aussi normale que possible, et vers la fin de l'écoulement pleural, après quelques quintes de toux, qui se produisent d'ailleurs souvent dans le même cas sans aucune signification, il apparaît sur les lèvres du malade un peu d'écume blanchâtre, un véritable crachottement, puis un liquide citrin, légèrement filant, très mousseux, qui donne par l'acide azotique un précipité très abondant d'albumine. La quantité du liquide, expectoré ainsi, varie, de plusieurs litres à quelques grammes, en une heure ou deux. Très minime dans les formes légères, très rapide et surtout continue dans les formes intenses, l'expectoration albumineuse a amené la mort plusieurs fois, pendant ces dernières années, par une véritable noyade de l'appareil respiratoire (1).

Ces faits donnèrent lieu à d'importantes discussions, dans la Société de biologie (2), à l'Académie de médecine (3) et surtout dans la Société médicale des hôpitaux ; cette dernière discussion, inaugurée par M. Féréol (4) et à laquelle prirent part MM. Moutard-Martin, Dujardin-Beaumetz, Woillez, Ernest Besnier, Desnos, fut supérieurement résumée par M. Hérard. L'opinion exprimée par lui sur la genèse de l'expectoration albumineuse nous semble en effet s'appliquer parfaitement à ce phénomène et même à ses transformations,

---

(1) Voir la thèse de M. Terrillon, 1873. Voir surtout dans cette thèse : une *observation recueillie par M. Terrillon, chez M. Gombault, à Saint-Antoine*, en 1870, mort et autopsie, et une *observation prise dans le service de M. le professeur Béhier*, suppléé par M. Ball. Présentée à la *Société de biologie*, en novembre 1872.

(2) *Société de Biologie*, 1869. Communication de M. d'Espine.

(3) *Académie de Médecine*, 1872.

(4) *Société médicale des Hôpitaux*, 23 mai 1873.

car c'est, comme vous allez le voir, un véritable Protée. Cette opinion attribue les faits décrits plus haut à une sorte de transsudation séro-albumineuse à travers les parois alvéolaires par le fait d'une congestion pulmonaire rapide.

A peine M. Hérard venait-il de fixer les idées, sur un accident qui avait causé un certain trouble, qu'un nouvel accident, d'aspect différent au premier abord, venait encore apporter la perturbation dans le règne si paisible jusque-là de la thoracentèse.

Le 13 juin 1873, Béhier fit une mémorable leçon à l'Hôtel-Dieu sur deux malades morts, l'un dans son service, l'autre dans celui de M. Dumontpallier à Saint-Antoine, tous deux après la thoracentèse, mais sans avoir rejeté de liquide albumineux. Les deux malades avaient succombé dans des conditions presque identiques, mais particulièrement frappantes pour celui de Béhier. Trois heures après l'opération, il fut pris d'un étouffement violent, d'une dyspnée terrible; il déclarait que *s'il pouvait cracher* il serait soulagé et mourait asphyxié, après une heure de souffrance. Dans les deux cas, à l'autopsie, le poumon du côté opéré était très volumineux; il laissait échapper à la coupe des flots de sérosité roussâtre. Ainsi l'idée d'un œdème aigu du poumon, pouvant se résoudre par une expectoration albumineuse, qui s'était déjà présentée à MM. Hérard et Moutard-Martin, se trouvait réalisée et ce rapport n'échappa pas à l'esprit pénétrant de Béhier. Il n'hésita pas à dire que l'expectoration albumineuse qui avait manqué cette fois, au cas où elle n'eût pas été, par son abondance même, une cause de suffocation pour les malades, les eût sauvés (1).

Grâce à cet intelligent commentaire, l'idée d'un certain balancement entre l'œdème aigu et l'expectoration albumineuse, sous l'influence d'une congestion interne, commença

____

(1) V. *Présentation d'un poumon* à la *Société de biologie* par H. Liouville,

à entrer dans les esprits ; mais nul ne songeait encore à supposer que la congestion pulmonaire, surtout d'un seul poumon, pût tuer à elle toute seule dans les mêmes conditions, quand, le 25 juillet 1875, M. Legroux se présenta devant la Société médicale des hôpitaux pour annoncer la mort foudroyante, trois quarts d'heure après la thoracentèse, d'un homme de 52 ans, grand et bien musclé, détenu à la prison de la Santé, sans qu'on ait pu trouver à l'autopsie autre chose que de la *congestion pulmonaire*. M. Legroux est le premier qui ait songé que l'évacuation de la plèvre, surtout avec aspiration, avait pu amener l'événement fatal. En effet, disait-il, si l'on soustrait rapidement d'une cavité viscérale une masse considérable de liquide ou de solides, le sang qui circule dans les vaisseaux tend à venir combler le vide, en se précipitant vers la cavité ainsi débarrassée.

Ainsi l'hyperémie pulmonaire, amenée par l'évacuation subite de la plèvre et exagérée par la succion, a pu, suivant les cas, se réfléchir à l'intérieur des bronches et noyer le malade par l'expectoration albumineuse, ou l'étouffer par l'œdème précurseur de cette expectoration devenue interstitielle, ou suspendre la vie par un simple coup de sang, surtout quand l'effet de la thoracentèse sur le poumon malade n'était pas compensé par l'action vicariante de l'autre poumon que l'on trouve le plus souvent tuberculeux à l'autopsie. Personne n'ignore, en effet, les liens étroits qui unissent la pleurésie et surtout la pleurésie purulente avec la tuberculose, dans l'enfance comme dans l'âge mûr.

La responsabilité de la thoracentèse et surtout de la ponction capillaire, dans les accidents que je viens de relater, entrevue par M. Legroux, a été loin d'être d'abord acceptée complètement, par lui-même ou en général, au fort de l'en-

---

au nom de Béhier, le 7 juin 1873, et la *Leçon clinique* de Béhier, du 13 juin, publiée par l'*Union médicale*.

gouement qui régnait encore pour cette opération. Néanmoins un certain ralentissement dans l'activité opératoire des médecins s'est fait immédiatement sentir et la crainte de suites funestes de la thoracentèse, désormais considérées comme possibles, corrobora l'autorité du fort parti qui. pour d'autres motifs, avait toujours fait opposition à l'opération. A la tête de ce parti, je placerais volontiers notre maître, M. Roger, qui attribue à la thoracentèse presque tous les cas de mort survenus à la suite d'une pleurésie, parce que selon lui, avant la fréquence des ponctions, cette affection était d'une innocuité à peu près parfaite. Un des graves inconvénients des ponctions répétées, d'après M. Roger et beaucoup de médecins compétents, serait de déterminer fréquemment la purulence.

Les dispositions du corps médical sont donc bien modifiées par rapport à la thoracentèse. Je n'en veux pour preuve que deux articles publiés par M. Dieulafoy dans la *Gazette hebdomadaire*, en 1877. Dans ces articles, le père, père encore jeune et je l'en félicite, de la méthode aspiratrice, n'a pas hésité à tracer les limites de l'utilité de sa méthode, qui d'ailleurs reste inattaquable comme moyen d'exploration. Il l'a fait avec compétence et autorité, comme un homme que l'abus qu'on a fait de son procédé ne pouvait ni entraîner, ni atteindre.

Les règles de l'indication de la thoracentèse, de nos jours, pour les esprits pondérés et sages, parmi lesquels je me plais à compter mon collègue et mon ami le Dr Cadet de Gassicourt, à l'excellent *Traité clinique des maladies de l'enfance* duquel je les emprunte, sont fortement empreintes de défiance à l'égard des ponctions répétées et de la déplétion rapide de la plèvre ; elles se résument ainsi :

1° La règle de la ponction de toute pleurésie au douzième jour est absolument erronée.

2° Il n'y a que deux indications véritables de la thoracentèse : α. la quantité de liquide contenu dans la plèvre est une menace immédiate de syncope ou d'asphyxie ; β. le liquide pleural ne tend pas à se résorber et l'épanchement de la pleurésie aiguë tend à se transformer en hydrothorax.

3° Pour éviter les accidents produits par la déplétion subite de la plèvre, il faut arrêter l'écoulement, avant que la plèvre soit vidée entièrement ; il faut évacuer le liquide en plusieurs fois.

4° Dans la pleurésie purulente, qui est beaucoup plus fréquente dans l'enfance que dans les autres âges, soit associée à la tuberculose, soit consécutive à certaines maladies, mais surtout à la scarlatine ; soit comme conséquence de l'athrepsie, l'opération de l'empyème est préférable à celle des ponctions successives parce qu'elle est toujours applicable et suffit toujours, tandis qu'il y a beaucoup de cas où la thoracentèse ne suffit pas (1).

C'est maintenant notre tour de nous prononcer sur la valeur comparative de ces divers moyens, ce que nous ferons, avec d'autant plus de liberté, en qualité de chirurgien, que l'ouverture de la plèvre, qu'on la fasse timidement avec un trocart plus ou moins capillaire, ou qu'on procède largement par section de la paroi thoracique, est une intervention chirurgicale dans son essence, dont l'usage ne s'est vulgarisé entre des mains, quelquefois inexpérimentées, que par la présomption, très peu justifiée, comme on l'a vu, de son innocuité, grâce à l'emploi de moyens atténués.

Mais quelles sont les indications de l'empyème ?

Il semblerait convenable d'exposer ici les signes auxquels on reconnaît une pleurésie purulente. Je vous renvoie, pour

---

(1) V. *Traité clinique des maladies de l'enfance*, par le Dᵣ Cadet de Gassicourt, t. I, p. 352 à 387. Paris, Octave Doin.

cela, aux livres de médecine, qui vous renseigneront complètement au point de vue médical ; mais la question n'est pas là. La question est, pour moi, de savoir s'il y a de ces signes qui puissent frapper, du premier coup, l'œil du chirurgien. Or, ces signes existent et ne peuvent tromper ceux qui, comme les chirurgiens des enfants, n'ont que trop l'occasion de le faire, connaissent bien l'infection putride. Ce sont : les frissons vespéraux, l'anorexie, les vomissements, l'hecticité. De même que, quand je suis appelé pour un croup, je vois qu'il faut opérer quand je constate un tirage marqué ; quand je trouve les signes que je viens de nommer chez un enfant atteint de pleurésie, je fais sans hésiter l'empyème.

Je dois vous dire aussi que l'empyème, moyennant certaines précautions, est une opération assez simple. Ceux d'entre vous, messieurs, qui ont suivi mon service régulièrement, depuis deux ans, m'ont vu pratiquer l'opération de l'empyème dans un service de médecine, celui de mon collègue et ami le Dr Labric, par lequel j'ai été plusieurs fois appelé pour faire cette opération dont les résultats ont été assez heureux, puisque, sur trois opérés, un seul est mort et que les deux autres ont très rapidement guéri.

J'ai procédé plus simplement que la description classique de l'opération de l'empyème ne pouvait le faire prévoir. La première question qu'on pose est celle du choix de l'espace intercostal sur lequel doit porter l'incision. On est généralement d'accord pour conseiller d'attaquer le tiers moyen des espaces intercostaux, parce que, dans cette région, les vaisseaux intercostaux sont abrités contre une lésion traumatique par la gouttière intercostale, et on conseille de choisir le 9ᵉ espace comme le plus déclive. Malgaigne penchait pour le 8ᵉ ou le 9ᵉ espace, et Jules Guérin réclamait les droits méconnus du 5ᵉ ou du 6ᵉ espace (1). L'opinion qui laisserait le chirurgien libre de choisir son espace, suivant son meilleur jugement, opinion à laquelle je me rattache entièrement, tend maintenant, et fort heureusement, à prévaloir.

Pour moi, dans les trois cas cités, je n'ai pas eu à me préoccuper du soin de choisir l'espace intercostal le plus favorable à l'opération, parce que, toujours, une ponction préalable avait été faite, entre la cinquième et la sixième côte, à peu près à l'union du tiers antérieur avec les deux tiers postérieurs de l'espace intercostal correspondant; et même l'orifice qui résultait de cette ponction, n'étant pas entièrement obturé, laissait suinter quelques gouttes de sérosité purulente qui semblaient m'inviter à pénétrer par ce point, d'ailleurs correspondant aux données fournies par Jules Guérin, dont le trocart a disputé à celui de Reybard la faveur du public médical.

Introduisant une sonde cannelée, préalablement trempée dans l'eau phéniquée, par cet orifice, j'ai pu pénétrer dans la plèvre avec la plus grande facilité.

Glissant alors un bistouri boutonné dans la cannelure de la sonde, j'ai pratiqué, dans l'espace intercostal, un débridement de 2 centimètres 1/2 environ de largeur. Mon doigt, introduit dans la plaie, a pu, au moyen d'une certaine divulsion exercée sur ses lèvres, l'élargir de 1 centimètre environ, et, aussitôt après, un flot de pus s'est échappé et la plèvre s'est vidée. Je suis grand partisan de cette divulsion manuelle qui m'avait déjà réussi plusieurs fois chez l'adulte; il ne faudrait pourtant pas s'attendre à trouver chez les jeunes sujets la même facilité d'introduction, car l'espace

---

(1) V. Thèse de Peyrot. 1876. *Etudes expérimentales et cliniques sur le thorax des pleurétiques et sur la pleurotomie.*

intercostal, chez l'enfant, est tellement étroit que la pha-
langette seule peut y pénétrer librement.

Une fois la plèvre vidée, j'ai introduit dans cette cavité
deux gros tubes de caoutchouc rouge, adaptés l'un à l'autre,
et j'ai pu, séance tenante, pratiquer un lavage à la solution
boriquée; je préfère, dans l'espèce, cette solution à l'eau
phéniquée dont je redoute l'absorption sur une aussi vaste
surface et les accidents d'intoxication qui pourraient en ré-
sulter.

La question des lavages consécutifs à l'empyème, et répétés ensuite au moins deux fois par jour, joue le rôle le plus
important, par rapport au succès définitif de cette opération. Ces lavages peuvent être simplement antiseptiques ou
détersifs, et l'eau de chaux, ainsi employée, a souvent parfaitement suffi. J'ai même employé avec succès, dans ce
but, l'irrigation continue.

Chez un malade de 16 ans, que j'ai eu occasion d'opérer
en ville, avec notre regretté confrère le Dr Contour, un ré-
servoir, rempli de solution boriquée tiède, fut en effet placé
sur une tablette, à 1 mètre environ au-dessus du lit du
malade. Un tube de caoutchouc, muni d'un robinet, commu-
niquant avec un des tubes introduits dans la plèvre, permit
de régler avec la plus grande précision la quantité de liquide introduit, alors que le second tube pleural, communi-
quant lui-même avec un tuyau de conduite, déversait dans
un seau, placé sous le lit du malade, le liquide sortant. Ce
système d'injection à double courant, par un jeu de siphon,
s'exécuta avec la plus grande facilité, et je suis tenté de lui
accorder une grande importance dans le succès complet et
rapide que nous obtînmes.

On ne peut, messieurs, établir de règle absolue relative-
ment au retrait des tubes intra-pleuraux. Tout dépend de
l'abondance, de la qualité du liquide sécrété. Rappelez-

vous, cependant, qu'il y a beaucoup plus d'inconvénient
à les retirer trop tôt qu'à les laisser trop tard. Une con-
sidération très importante peut vous pousser à conti-
nuer les lavages au delà du temps ordinaire, c'est celle de
l'état général du malade. Ordinairement, à mesure que le
suintement de la plèvre diminue, les signes de l'hecticité
disparaissent, les forces se relèvent, l'embonpoint renaît, la
couleur reparaît sur les joues du malade, et l'on assiste à une
véritable résurrection. Les lavages seuls n'ont pas tout l'honneur de cette cure, qui dépend beaucoup de l'intelligence
déployée dans le mode d'alimentation. Immédiatement après
l'opération et longtemps après, les boissons alcooliques
doivent être données, je dirais presque prodiguées au malade. Son appétit, s'il est languissant, doit être sollicité par
tout ce qu'il est susceptible de convoiter en fait d'aliments.
Il faut, en un mot, qu'il mange et beaucoup. Généralement
j'ai obtenu ce résultat assez facilement, mais si je tombais
un jour sur un sujet récalcitrant, je n'hésiterais pas à re-
courir au moyen que je vous ai vanté pour suppléer au dé-
faut d'alimentation après la trachéotomie, c'est-à-dire au
gavage, à l'ingurgitation forcée des aliments par la sonde
œsophagienne. Ce moyen est bien supérieur aux lavements
alimentaires dont les résultats sont très douteux.

Voilà donc, messieurs, comment j'ai jusqu'ici fait l'empyème. Le programme de l'opération est bien simple, quand
elle est facilitée par une ponction antérieure; quand il n'y
a pas eu de ponction préalable ou quand le lieu qu'on a
choisi pour cette ponction n'est pas celui qu'on aurait
dû choisir, je fais mon incision entre la cinquième et la
sixième côte, puis me rappelant que les vaisseaux à mé-
nager côtoient le bord inférieur de la côte, je m'attache,
dans les incisions profondes, à raser le bord supérieur de
la côte inférieure. Une fois la pénétration dans la plèvre

obtenue, je reprends le programme déjà tracé sans m'en écarter.

Je n'ai eu pour ma part, jusqu'à présent, à compter avec aucun des accidents opératoires que je trouve mentionnés dans les livres, et dont la crainte exagérée a beaucoup fait pour le succès de la ponction capillaire. Ainsi je n'ai jamais vu d'hémorrhagie de l'artère intercostale, accident très grave et même mortel, mais excessivement rare et dont on connaît seulement deux exemples relatés dans la thèse de Dulac. Je viens de dire, du reste, quelle précaution on peut prendre pour diminuer encore la possibilité d'une hémorrhagie de cette sorte. La blessure du poumon par l'instrument piquant et tranchant est infiniment peu probable, si l'on se fie à son doigt plutôt qu'au bistouri pour pénétrer définitivement dans la plèvre. Elle est d'ailleurs presque impossible quand le poumon, refoulé sur lui-même et emprisonné dans des fausses membranes, occupe, comme cela arrive le plus souvent, le haut de la gouttière costo-vertébrale. Quant au danger de l'entrée subite et du séjour de l'air dans la cavité pleurale, je crois que ce danger n'existe pas ; qu'on est tombé pour l'éviter dans les plus déplorables méprises, et cette erreur a eu des conséquences si graves que vous me pardonnerez d'en approfondir avec vous les causes, pour arriver à vous en détourner définitivement. Je vous demande une grande attention par rapport à cette étude, dont plusieurs points ont une certaine nouveauté, et dont l'exposition se trouve ici forcément restreinte. Vous y trouverez, si je réussis à me faire bien comprendre, l'explication plus complète encore qu'on ne l'a faite jusqu'ici des accidents consécutifs à la thoracentèse, lesquels sont loin d'être la conséquence de l'entrée de l'air dans la plèvre, mais résultent au contraire de ce que, par une méthode opératoire intempestive, on y produit subitement le vide, succédant à la réplétion.

Écartons d'abord la crainte qu'on pourrait concevoir de favoriser la purulence en admettant avec l'air extérieur des micro-organismes. En effet, l'emploi de la méthode antiseptique a complètement écarté ce danger. On pourrait presque dire qu'avec l'adjonction d'un spray phéniqué, l'entrée de l'air deviendrait médicamenteuse, c'est-à-dire qu'il y aurait lieu d'espérer une heureuse modification des surfaces suppurantes, par ce seul moyen.

Quant aux effets mécaniques funestes que cette entrée de l'air est censée produire sur le jeu des organes respiratoires, je sais, par expérience, que c'est une illusion. Voici comment l'on exprime ordinairement l'opinion contraire :

Si l'on fait brusquement une incision costo-pleurale à un animal en expérience, l'air se précipite dans sa plèvre, le poumon, refoulé en haut de la loge pleurale, se ratatine sur lui-même et devient impropre à la respiration. Oui, peut-être pour un moment, mais bientôt l'expansion et le retour en arrière s'accomplissent de nouveau, quoique diminués, et l'acte respiratoire n'est jamais interrompu. Je n'en veux d'autre preuve que ce qui se passe dans les blessures de la poitrine avec épanchement sanguin dans la plèvre ; car, dans ce cas, c'est au moment de l'expiration, c'est-à-dire au moment où le fond de la loge pleurale remonte à la suite du poumon, qu'une mousse sanglante se montre à l'orifice de la plaie, d'où l'on voit que les parois de cette loge avaient évolué après l'entrée de l'air, sinon complètement, du moins partiellement, puisque la cavité pleurale, agrandie par l'expansion du poumon dans l'inspiration, avait suffi pour contenir un liquide qu'elle a été forcée d'expulser, au moment du retrait amené par l'expiration.

Je dis maintenant plus. Je dis qu'une opération qui, comme la thoracentèse, soustrait entièrement la plèvre à l'entrée de l'air, peut engendrer par cela même les accidents connus sous le nom *d'expectoration albumineuse, d'œdème du poumon, de congestion pulmonaire rapide* énumérés et décrits au commencement de cette leçon, et je vais essayer de vous le prouver.

Si vous avez bien suivi les quelques considérations anatomiques que je vous ai plutôt indiquées que développées, je suppose que vous êtes disposés comme moi à considérer la cavité pleurale (toujours remplie par le poumon à l'état sain, soit dans son expansion, soit dans sa rétraction) comme une cavité virtuelle plutôt que comme une cavité réelle ; mais quand la plèvre contient le poumon refoulé sur lui-même et un liquide, il se prépare une place pour une cavité réelle, qui existe dès qu'on a retiré le liquide, sans laisser entrer l'air, d'autant plus que le poumon maintenu dans un espace restreint par les fausses membranes, qui ne manquent jamais dans la pleurésie, ne peut venir occuper cette place. Qu'arrive-t-il alors, surtout quand l'appel naturel du vide pleural se produit sur un organe très vascularisé, susceptible de se congestionner, et sur des membranes pouvant laisser transsuder un liquide, surtout quand un récipient vide ou une succion active augmentent l'énergie de cette action ? Le sang se précipite dans le poumon. Il y a une congestion énorme. Cette congestion peut produire un nouvel épanchement dans la plèvre, ce qui arrive le plus souvent, dans les vingt-quatre heures, et sans inconvénient. Elle peut, si elle rencontre un obstacle à l'exsudation, et cet obstacle est tout trouvé, ce sont les fausses membranes qui forment, sur la plèvre viscérale, une couche adventive imperméable, se produire interstitiellement (œdème pulmonaire aigu). Lorsque le principal apport de la congestion est fourni par la circulation bronchique, la transsudation peut se faire à travers les bronches (expectoration albumineuse). Chacun de ces accidents peut tuer quand l'apport est trop rapidement considérable, surtout lorsque le second poumon, ce qui n'arrive que trop souvent dans la pleurésie, n'est pas capable de tuppléer le premier.

Qui ne voit que l'entrée de l'air supprime la possibilité de sous ces accidents, en maintenant l'équilibre entre les pressions atmosphériques intra-pulmonaire et extra-pulmonaire? Je donne donc sans hésiter la prééminence à l'empyème sur la ponction de la poitrine, d'abord au point de vue de l'innocuité. Au point de vue de l'utilité, cette prééminence lui est très faiblement contestée dans le traitement de la pleurésie purulente, parce que les lavages, les injections médicamenteuses ont par cette méthode une efficacité que n'ont pas les mêmes moyens employés, avec le siphon de Potain, et qui se manifeste surtout quand on les combine avec le gavage et l'usage des vins généreux, fût-il poussé à l'excès. L'appétit des malades, presque toujours réveillé après l'évacuation du pus, s'empare avidement de cette pâture et collabore à ces merveilleuses résurrections dont la plupart des praticiens ont eu l'occasion de voir quelques-unes.

Pour ce qui est de la pleurésie séreuse, séro-fibrineuse, je suis de ceux qui, comme M. Roger, croient que les traumatismes répétés contribuent à la rendre purulente; je crois que les cas légers peuvent et doivent être traités par des moyens exclusivement médicaux; je crois enfin que les épanchements considérables, menaçant le malade d'asphyxie et de syncope, accidents dont je ne connais d'ailleurs pas d'exemples dans ces conditions, tandis qu'il s'en est produit d'éclatants que je vous ai cités à la suite de la ponction capillaire et aspiratrice de la poitrine, ces épanchements, dis-je, pourraient être évacués par portions, au moyen de l'empyème. Je crois qu'on préviendrait ainsi leur reproduction prompte et totale, leur transformation en foyers purulents : je crois enfin que l'entrée de l'air dans la plèvre, air soumis aux conditions d'une antisepsie rigoureuse, pourrait devenir un topique utile, mais qu'elle serait surtout un pré-servatif contre les accidents asphyxiques qu'on a voulu éviter en l'excluant soigneusement de la cavité pleurale. Je crois donc que, dès maintenant (et cette pratique prévaudra cha-que jour de plus en plus), l'abstention, par rapport à la thoracentèse dans les cas légers ou moyens, succédera à l'engouement qu'a excité cette méthode et que, dans les cas où une intervention sera bien indiquée, c'est à l'empyème franchement chirurgical que l'on aura immédiatement re-cours. Ce serait donc le vieil empyème, l'empyème d'Hip-pocrate, qui, comme je vous le faisais pressentir au début de cette leçon, serait la fin et le commencement, l'alpha et l'oméga de l'intervention chirurgicale dans la plèvre.

Voulez-vous me permettre de vous dire que je vois une preuve de ce mouvement d'opinion en faveur du traitement chirurgical de la pleurésie dans l'accueil favorable reçu, même en dehors de la Société de chirurgie, par l'opéra-tion d'Estlander, très savamment conduite du reste, mais qui est une vraie hardiesse chirurgicale, si on la compare à l'empyème dont elle procède. Son indication est uniforme ; il s'agit toujours d'un malade sur lequel l'opération de l'empyème a été pratiquée, pour une pleurésie purulente. Après une amélioration passagère, la suppuration est demeu-rée abondante et l'état du malade est redevenu mauvais ; la plaie est restée fistuleuse ; elle donne difficilement accès dans un foyer, limité, ou comprenant les portions moyenne et déclive de la loge pleurale, foyer dont les parois, revêtues de produits de nouvelle formation, n'ont aucune tendance à adhérer. Pour amener cette adhérence, qui est le seul moyen d'obtenir la terminaison de la suppuration, car on ne peut espérer qu'une surface, dans l'état où l'on trouve la séreuse dont la paroi interne est revêtue, cesse jamais de fournir du pus ; Estlander, et ceux qui ont répété cette opération après lui, ne craignent pas de tenter un véritable *désossement* partiel de la paroi thoracique ; ils ouvrent sur cette paroi et sur le côté une large fenêtre (j'entends par rapport au squelette, car le périoste et les parties molles sont en général respectés). Dans certains cas même, on a complété cette résection par une section verticale de la côte, au niveau du grand angle, pour que rien ne vienne s'opposer à la coaptation des deux parois de la loge pleurale dont les surfaces internes, quelquefois modifiées par des grattages, doivent arriver à adhérer. Tel est le résultat poursuivi, au prix de la résection de morceaux de côte ayant jusqu'à 12 centimètres de long, résection qui peut porter sur un grand nombre de côtes. M. Berger, dans son remarquable rapport à la Société de chirurgie sur l'opération d'Estlander (1), mentionne à la suite de cette opération :

1 guérison complète (Bouilly) ;

3 améliorations notables (Bœckel, Bouilly, Berger) ;

1 insuccès (Berger) ;

9 succès complets (3, Estlander; 1, Schneider; 5, Langenbeck, Korting, G. Bœckel, Gerster, Max Schœdel) ;

2 améliorations (Estlander, Homen) ;

6 insuccès manifestes (2, Estlander; 1, Homen; 3, Korting, Weiss, Weinlechner) ; 4 ont été suivis de mort ;

4 résultats en voie d'évolution : 2 de Schœde, 1 de Wiesinger, 1 de Monod.

Sur 26 résultats, la mort a été relevée quatre fois, toujours due à la tuberculose pulmonaire.

Je n'ai, pour ma part, pas encore été conduit par des indi-

---

(1)) Séance du 26 décembre 1883.

cations péremptoires à tenter cette opération ; il est peu probable même que ces indications se présentent de si tôt, car la paroi thoracique des enfants est si souple qu'elle ne me semble pas devoir opposer au travail d'adhésion, duquel dépend, cela est vrai, dans certains cas rebelles, heureusement assez rares, la guérison définitive de la pleurésie purulente, une résistance assez sérieuse pour justifier une intervention chirurgicale de cette importance. Il faut dire en effet que, chez les enfants, dans l'immense majorité des cas, après l'évacuation du pus et les lavages consécutifs à cette opération, les foyers pleurétiques purulents se nettoient complètement et que la fermeture de la fistule, créée artificiellement par l'opération, s'opère spontanément, sans que le résultat soit acheté aussi chèrement que dans l'opération d'Estlander.

Paris. — A. PARENT, imp. de la Fac. de médec., A. DAVY, successeur, 52, rue Madame et rue M.-le-Prince, 14.